MÉMOIRE

SUR

LES MALADIES VÉNÉRIENNES,

TENDANT

A DÉTRUIRE QUELQUES PRÉJUGÉS RÉPANDUS DANS LA SOCIÉTÉ;

Par Philippe Albert,

CHIRURGIEN-MAJOR EN RETRAITE, CHEVALIER DE LA LÉGION-D'HONNEUR,
ANCIEN CHIRURGIEN EN CHEF DE DIVERS HÔPITAUX DES ARMÉES.

Fiat lux !!

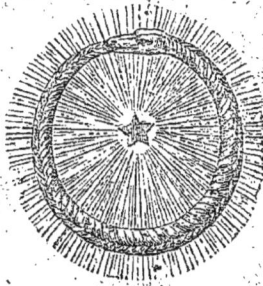

BORDEAUX,

IMPRIMERIE DE PROSPER FAYE, RUE DU PARLEMENT-SAINTE-CATHERINE, 21.

1836.

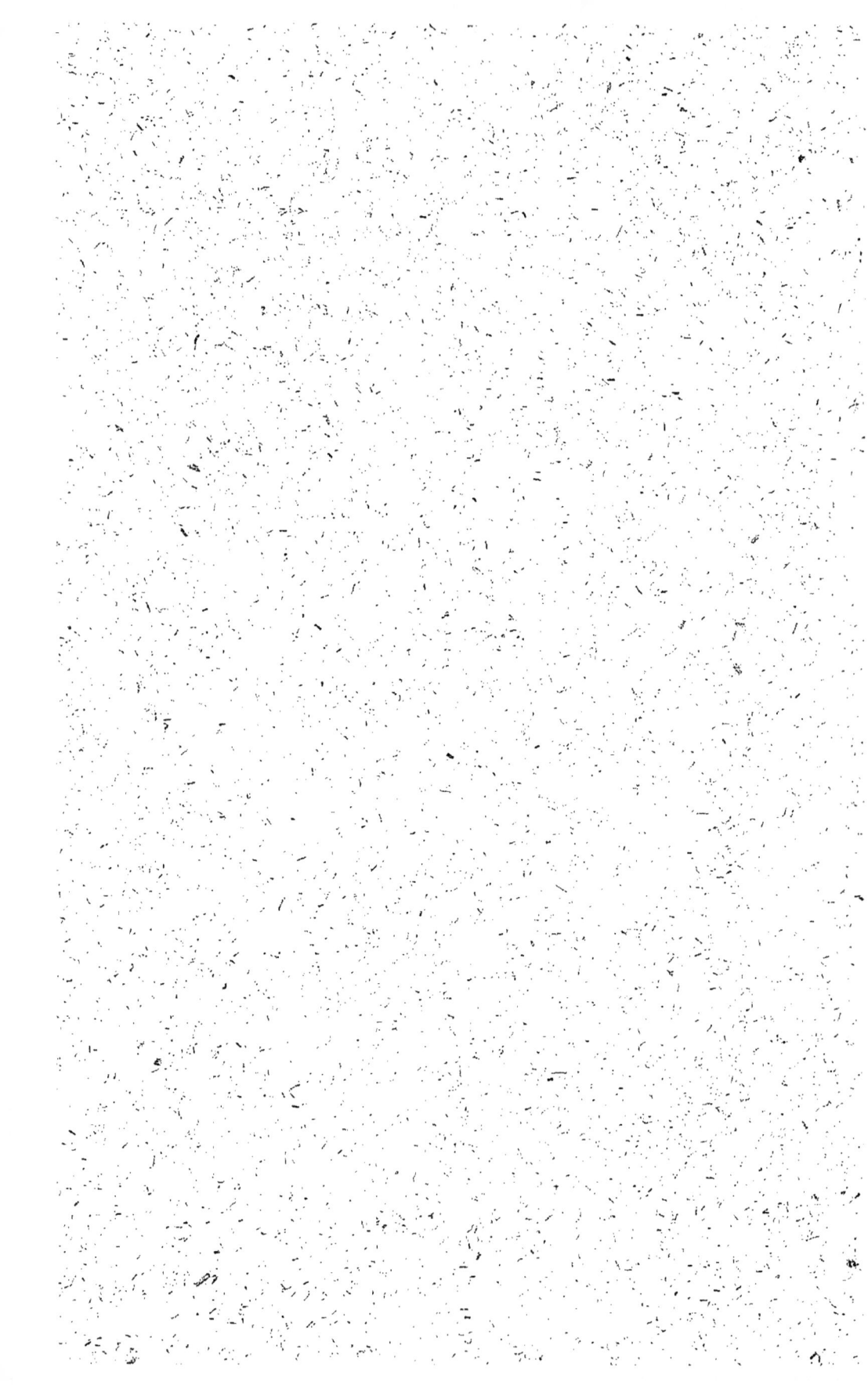

MÉMOIRE

SUR

LES MALADIES VÉNÉRIENNES.

BORDEAUX. — IMPRIMERIE DE PROSPER FAYE,

RUE DU PARLEMENT-SAINTE-CATHERINE, 21.

MÉMOIRE

SUR

LES MALADIES VÉNÉRIENNES,

TENDANT

A DÉTRUIRE QUELQUES PRÉJUGÉS RÉPANDUS DANS LA SOCIÉTÉ;

Par Philippe Albert,

CHIRURGIEN MAJOR EN RETRAITE, CHEVALIER DE LA LÉGION-D'HONNEUR,

ANCIEN CHIRURGIEN EN CHEF DE DIVERS HÔPITAUX DES ARMÉES.

Fiat lux !!

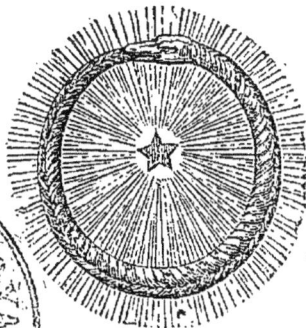

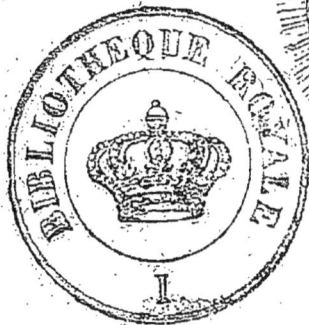
A BORDEAUX :

CHEZ L'AUTEUR, RUE DU PALAIS-GALIEN, 21.

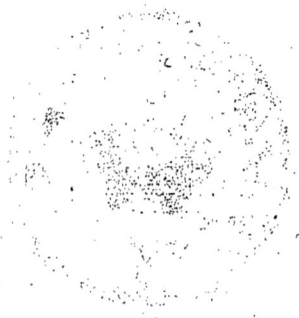

MÉMOIRE

SUR

LES MALADIES VÉNÉRIENNES.

EXPOSÉ DE L'OUVRAGE.

En publiant cet ouvrage, je m'attirerai peut-être le reproche de m'ériger en réformateur; mon seul but est de détruire de vieilles traditions consacrées par la propension au merveilleux qui nous fait chercher dans des causes occultes l'explication des phénomènes de la nature, et de dissiper des erreurs éternisées par l'esprit de routine qui nous empêche de vaincre cette paresse en vertu de laquelle nous nous contentons de l'héritage intellectuel de nos prédécesseurs; car la vérité est pudique comme une vierge; elle se renferme dans son écorce de modestie, et ne brise ce faible obstacle qu'avec le temps : pour la conquérir, il faut ménager sa candeur et ses vertus naïves.

Les maladies syphilitiques se sont ressenties les dernières de la secousse volcanique que les travaux des médecins modernes ont suscitée dans le monde médical : un grand nombre de praticiens se refusent encore à ouvrir les yeux pour sortir de ce sommeil léthargique, dans lequel les ont plongé les brouillards de l'humorisme (1). On a voulu donner à la maladie syphilitique un cachet tout particulier : on lui a voué une espèce de fanatisme à un tel point que, dans les temps reculés, on la nommait le mal sacré (*malum sacrum*). On dirait, à l'anathème qui fut lancé dans tous les siècles contre les malheureux atteints de cette affection, qu'on les considérait comme pénétrés du démon représenté par cet être hideux, sur lequel pesaient toutes les malédictions de l'enfer ; le *virus*, en un mot, qu'on peut comparer à certains mots sacramentels qui ont toujours fait horreur dans le moyen-âge, tel que celui de juif ; et dans le 16ᵉ siècle, celui de huguenot.

Les premières opinions sur un principe vénéneux

_____

(1) L'humorisme est une doctrine médicale, presque aussi ancienne que la médecine, et qui n'a réellement été rejetée que par les travaux si puissans de M. Broussais. Elle consistait à attribuer aux humeurs toutes les maladies auxquelles nous sommes sujets. Celles-ci consistaient dans l'altération de ces humeurs, dans leur transport sur telle ou telle partie, etc.

qui s'introduit dans le corps humain par le contact impur des sexes, sans en sortir jamais, datent de la fin du 15ᵉ siècle : elles s'accréditèrent pendant les 16ᵉ, 17ᵉ et 18ᵉ; ce ne fut qu'au commencement du 19ᵉ qu'elles furent remplacées par des idées beaucoup plus saines et plus en harmonie avec les lois qui régissent les êtres organisés. On ne regarde plus le corps comme un vase inerte dans lequel peut pénétrer un liquide de toutes pièces sans éprouver aucun changement de la part de l'action vitale qui est cependant si puissante à repousser tout corps étranger qu'on fait entrer dans l'organisme. Les travaux des HALLER et des BICHAT révélèrent les grands mystères de la vie; ce sont eux qui firent à chaque partie sa répartition pour concourir à ce phénomène si remarquable; ils prouvèrent que rien ne pénètre dans l'économie sans que les organes y apposent pour ainsi dire leur *contrôle* vital. Ils reconnurent aussi la part importante que prend le système nerveux à toutes les fonctions, et l'influence presque exclusive qu'il exerce dans les sympathies morbides.

Je développerai, dans le courant de cet ouvrage, l'histoire du virus vénérien, celle de son origine, les causes qui ont fait admettre la théorie adoptée encore par beaucoup de médecins; je présenterai les preuves convaincantes qui détruisent les anciennes opinions qu'on se formait sur cet être idéal qui, semblable à l'Hydre de Lerne, se reproduisait à mesure qu'on lui coupait une ou plusieurs têtes, et ne succombait que lorsqu'on les enlevait toutes.

Je consacrerai le premier chapitre à l'histoire de la syphilis, qui sert beaucoup à éclairer la question qui m'occupe : car, si l'on peut démontrer, comme j'espère le faire, que cette maladie est aussi ancienne que les hommes, pour ainsi dire ; qu'elle n'a pas plus que les autres, une origine spéciale, le nouveau monde, par exemple, elle perdra cette spécificité dont on a voulu la décorer ; ce sera un des mille fléaux que la nature nous a gratifié, et que nous considérons, de même que toutes les autres maladies, sous le point de vue le plus philosophique possible, comme un des phénomènes les plus remarquables de la force plastique, de la puissance créatrice, force si immense qu'elle fait de nouvelles créations, tout en se déviant des premières directions qu'elle avait imprimées à la matière. Les désorganisations morbides ne sont-elles pas une application bien éloquente de cette grande vérité ? Les monstruosités que le génie de GEOFFROY SAINT-HILAIRE a élevées si haut dans la hiérarchie des êtres organisés, ne viennent-elles pas justifier cette plasticité si féconde ? Les dégénérescences elles-mêmes ne seraient-elles pas des monstruosités par superfétation, tout-à-fait opposées en cela au plus grand nombre de celles-ci qui sont le plus souvent des arrêts de développement? Ainsi, loin d'être des désorganisations, comme on les appelle très improprement, ce seraient de nouvelles organisations.

Je reviens à mon sujet dont je me suis beaucoup éloigné dans la digression précédente.

Dans un deuxième et troisième chapitre, je chercherai à édifier après avoir détruit; je jetterai un coup-d'œil rapide sur les diverses sortes de maladies vénériennes; je les rapprocherai, et je tâcherai de prouver que, loin de faire une exception dans le cadre nosologique, elles y rentrent tout-à-fait, et ne sont qu'une modification des phénomènes physiologiques, comme toutes les autres affections; qu'elles sont soumises aux grandes lois de la pathologie. Je ne prétends pas faire du nouveau; je mets seulement à profit les travaux des hommes éclairés de l'époque, ainsi que mon expérience, qui, je le crois, peut être invoquée en pareille matière. Depuis 1807, j'ai traité les maladies syphilitiques dans les différens hôpitaux qui ont été établis à la suite de nos armées de l'empire; j'ai moi-même présidé à l'élévation de beaucoup d'entr'eux; et bien long-temps avant que le traitement de la syphilis eût subi les changemens importans dont il a été l'objet dans ces derniers temps, j'avais pressenti cette révolution, car j'employais le mercure avec une excessive réserve, à l'époque reculée dont je parle, et même le plus souvent je m'en abstenais.

Quant au traitement, les limites de ce mémoire s'opposent à ce que je donne des détails à ce sujet : cependant je dirai quelques mots du mercure, des motifs qui en ont consacré l'usage depuis des siècles, des abus déplorables qui sont résultés de son emploi, et de la sagesse avec laquelle il est manié maintenant par la plupart des praticiens judicieux (1).

Je ferai suivre cette brochure du tableau comparatif des deux traitemens suivis, l'un par M. le docteur KÜTTINGER qui m'a précédé dans la place de chirurgien en chef de l'hôpital militaire de Bordeaux, pendant les années 1831 et 1832 ; l'autre par moi, en 1833 et 1834. On pourra s'assurer que les résultats sont très défavorables pour les mercuriaux, et très satisfaisans pour la méthode que j'ai mise en pratique, et à laquelle on donne le nom d'anti-phlogistique (2), ce qui veut dire, *méthode contre l'inflammation*, parce qu'en effet, on met en usage les moyens qu'on oppose ordinairement à toutes les autres inflammations. On regarde la

(1) Si cet essai réussit, je pourrai livrer au public un ouvrage plus complet, dans lequel je donnerai de grands développemens au traitement de ces maladies.

(2) Le mot anti-phlogistique n'est pas de création moderne ; à lui seul il représente une foule de moyens pratiques, qui tendent à triompher de l'inflammation, en modifiant l'irritation nerveuse qui constitue la première condition, alors l'élément inséparable de toute phlegmasie naissante.

syphilis comme constituée par l'inflammation ou par ses résultats.

En jetant les yeux sur ce tableau, on voit que le nombre de mes malades est de 560, et celui de mon prédécesseur était de 339 ; mes jours de traitement sont au nombre de 19,747 ; les siens, de 17,628. Dans le premier cas, on trouve pour terme moyen de la durée du traitement, le chiffre 33 1/4 ; dans le second cas, le chiffre 52 : mon prédécesseur a cinq morts, ma colonne présente néant. Enfin, le nombre des récidives ou rechûtes est pour lui de 115 : j'en ai 73.

Ainsi, de mon côté se trouve un nombre beaucoup plus considérable de malades, un terme moyen du séjour des hommes à l'hôpital moitié moindre, point de mort, moitié moins de récidives. Voilà des faits.

Ce tableau est signé par M. le sous-intendant militaire, chargé de la police de l'hôpital militaire à cette époque : M. *Laréguy.*

Je crois donc faire une œuvre utile, en mettant au jour cet opuscule, en concourant à éteindre des préjugés qui vouent les hommes au premier charlatan qui leur garantira une guérison sûre et sans rechûte ; en diminuant l'horreur et les craintes chimériques qu'inspirent les maladies vénériennes ; en éloignant des esprits les idées qu'ils se font du virus syphilitique qu'ils considèrent comme un poison dont on ne peut jamais se débarrasser ; véritable cauchemar qui poursuit comme un remords, qui circule dans les veines et les artères pour vicier le sang, gâter les humeurs, et autres absurdités semblables qui rappellent encore l'enfance de l'art, et dont on a autant de peine à se défaire que d'un vieil habit qui, par sa vétusté, fait corps, s'identifie avec celui qui le porte. C'est encore une des applications sans nombre de cette vérité : que les masses sont toujours au niveau du siècle qui les précède, et que les trois quarts des hommes sont hors de la sphère du vrai ; véritables avortons de la civilisation, arrêtés tout-à-coup dans leur course intellectuelle ; semblables à l'individu qui, assis sur la rive d'un fleuve, croit marcher avec le bâtiment qui suit le cours de l'eau, et cependant reste toujours à la même place !

CHAPITRE Iᵉʳ

HISTOIRE DE LA SYPHILIS.

Faire l'histoire de la syphilis, c'est pour ainsi dire tracer celle de l'humanité (1). C'est une maladie qui est aussi inhérente à notre organisation que toutes celles qui affligent l'homme. Elle est une des applications de cette grande loi qui domine tout ce qui respire; à savoir que chaque organe de l'économie a son ennemi particulier; cet ennemi, par exemple, est le froid pour la poitrine; l'excessive chaleur, ainsi que les alimens pris abusivement pour l'estomac; les passions, les travaux intellectuels pour le cerveau, etc. ; enfin l'acte du coït trop souvent renouvellé pour les parties génitales, acte rendu plus

(1) Qu'on n'aille pas croire toutefois que cette histoire ne soit que le résultat de recherches oiseuses, guidées par la seule ambition de faire de l'érudition, de citer des noms propres : elle entre essentiellement dans mon sujet, et fournit les argumens les plus puissans en faveur de la théorie que je soutiens. C'est en puisant dans les ouvrages des anciens, qu'on peut acquérir la conviction que la vérole est connue de temps immémorial; qu'elle a toujours été une propriété du vieux monde aussi bien que du nouveau; qu'elle n'est nullement une production exotique, mais tout-à-fait indigène, et que nous aurions pu nous passer du génie de *Christophe Colomb* pour la découvrir.

dangereux encore lorsque viennent s'y joindre d'autres circonstances, telles que les écarts de régime, certaines constitutions athmosphériques, la négligence des soins de propreté, etc.

Ici trouve place une réflexion philosophique peu consolante pour l'espèce humaine : la puissance créatrice, en nous donnant la vie, en nous accordant les instrumens qui servent à en maintenir le mécanisme, a fait de ceux-ci autant de faux amis, qui d'abord nous promettent d'excellens services, et qui, à la moindre vicissitude, nous abandonnent sans pitié, ou même usent contre nous de la confiance que nous leur avions vouée. Pendant long-temps on n'a observé les maladies vénériennes que comme des symptômes isolés ou venant compliquer d'autres maladies : les théories humorales du temps donnaient une explication satisfaisante de ces phénomènes. On comptait alors le coït pour très peu de chose dans leur manifestation.

Ce n'est qu'au 13e siècle, époque à laquelle le dérèglement des mœurs fut porté à son comble, que les médecins se trouvèrent dans des circonstances plus favorables pour observer cette affection qui devint alors très commune. On commença à faire dépendre de causes extérieures son développement; on donna le nom d'impureté à cet état, et celui de *mulier impura, fœtida, immunda,* à la femme qui en était atteinte.

Toutefois, ce n'est que dans le 16e siècle que Paracelse attribua au libertinage exclusivement les
effets vénériens; il admit déjà une *teinture syphilitique*; mais ce n'est qu'après lui que Fernel en fit
une maladie générale, dont tous les symptômes
devaient être attribués à une seule et même affection (1).

D'après tous ces faits, il n'est donc pas étonnant
qu'on ait cru long-temps que la syphilis était une
maladie nouvelle, puisque pendant des siècles elle
n'avait pas été observée comme un état bien carac-
téristique, se présentant sous des formes identiques
dans tous les cas, ou du moins à des nuances près
qui sont soumises aux tempéramens et à diverses
autres causes.

Il est moins étonnant encore que l'ignorance,
quelquefois même l'intrigue aient alimenté cette
opinion qui est arrivée jusqu'à nous avec toute sa
force, à un tel point que maintenant encore c'est
une conviction bien arrêtée, même chez les gens
éclairés, qui les porte à croire que la syphilis nous
est arrivée d'Amérique avec la cargaison de *Christophe Colomb*, ce qui concourrait peut-être à attiédir
l'admiration qu'inspire le génie de ce grand navigateur. D'autres admettent qu'elle nous vient de

(1) Le nom de vénérien a été imaginé par Jacques de Béthencourt, en 152..

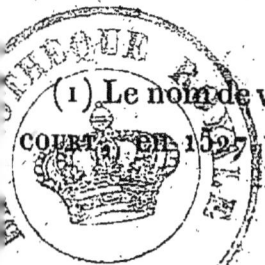

Naples. Il en est enfin qui lui donne la France
pour pays natal : les Napolitains, par exemple.

Cette dissidence d'opinions dans l'origine d'une
maladie qui a fixé de tout temps l'attention des médecins, est une des preuves les plus convaincantes
du peu de cas qu'on doit faire de chacune d'elles :
c'est ce que je vais chercher d'ailleurs à démontrer
plus directement par l'examen attentif des faits
qu'allèguent leurs partisans.

Je passerai en revue : 1° l'origine américaine qui,
encore aujourd'hui, est le plus généralement adoptée ;
2° l'origine européenne, sur laquelle on varie beaucoup, les uns faisant provenir la maladie des Juifs
et des Maures qui habitaient l'Espagne pendant le
15e siècle, époque à laquelle sévit en Europe une épidémie très-meurtrière ; les autres de Naples, lors de
l'expédition de Gonzalve de Cordoue, en Italie, contre
Charles VIII, roi de France ; enfin l'origine française ;
5° j'examinerai en dernier lieu la manière de voir la
plus rationnelle, et à laquelle je me rends tout-à-
fait : celle qui consiste à regarder la syphilis comme
anciennement connue et comme presque aussi vieille
que le monde.

SECTION I.re

ORIGINE AMÉRICAINE DE LA SYPHILIS.

En 1518, *Oviédo* fut le premier qui publia que la syphilis avait été apportée d'Amérique par les vaisseaux de *Christophe Colomb.* Le témoignage d'un homme aussi peu estimable n'aurait jamais dû avoir quelque poids dans l'opinion publique, s'il n'avait été dans une position élevée, et s'il n'avait eu de hauts emplois administratifs en Amérique. Pendant sa gestion, il accabla ce pays de vexations, il fut l'objet de la plus profonde inimitié. Pour se venger des plaintes trop justes que provoquait sa conduite criminelle, il fit peser sur les Américains l'accusation la plus perfide que puisse concevoir une tête humaine; il les rendit responsables de l'introduction en Europe d'une des maladies les plus fâcheuses qui puissent nous frapper.

Un seul trait peut donner la mesure de l'autorité d'un homme comme *Oviédo.* Il dit, dans un passage de ses écrits : « Que le mal français tire son origine des Antilles, parce que c'est là que croît le gayac, que le remède se trouve à côté du mal; ce qu'il regarde comme un bienfait de la providence. »

Pour réfuter cette opinion, il est nécessaire de rappeler les circonstances chronologiques du retour de *Christophe Colomb*. Cet homme de génie partit de Palos le 3 ou 4 Août 1492, aperçut l'île Saint-Domingue le 6 Novembre. En revenant, une tempête violente le jeta sur les îles Açores, où il prit terre le 16 Février 1493. Le 4 Mars, il débarqua à Val de Parayso, resta neuf jours à Lisbonne, arriva le 15 à Séville : il se rendit par terre à Barcelonne, afin de se présenter au roi d'Espagne qui y tenait sa cour. Un de ses vaisseaux, poussé par les vents, vint mouiller en Galice.

D'après l'hypothèse que je combats, il faut que le débarquement de *Colomb* aux Açores, le 6 Février 1493, précède la date à laquelle la syphilis s'est développée en Italie, puisque c'est dans cette contrée qu'on prétend que les Espagnols l'ont transportée, lors de l'expédition de *Gonzalve de Cordoue*, qui a eu lieu en 1495. Or, il est facile de prouver, en consultant les vieilles traditions, que ce qu'on a appelé la vérole, existait très long-temps auparavant dans la presqu'île italienne.

Toutefois, avant d'entrer dans cette discussion, il est bon de rappeler quelques faits historiques qui éclaireront le sujet que je traite.

En 1493, Charles VIII, roi de France, veut faire valoir les prétentions de la maison d'Anjou, dont il se portait l'héritier sur le trône de Naples occupé par Ferdinand II. Il lève une armée considérable, et fait équiper une flotte à Gênes. Le 23 Août 1494, il prend la route de l'Italie : une maladie le retient un mois à Asti; il traverse la Lombardie et la Toscane, et arrive à Rome le 31 Décembre 1494. Le 21 Février, il était sous les murs de Naples, où il fut couronné le 20 Mai.

Cependant le roi d'Espagne craignant que les Français, enhardis par le succès, ne voulussent reprendre la Sicile qu'il tenait de Pierre III d'Aragon, envoya, en 1495, Gonzalve de Cordoue qui battit les Français, et replaça Ferdinand II sur le trône.

Si l'on s'en rapportait à ces faits seulement, on pourrait en conclure que le mal vénérien tire son origine d'Amérique; car le premier débarquement de *Colomb*, en Portugal, date du mois de Mars 1493; l'arrivée à Rome de Charles VIII, du 31 Décembre 1494; celle des Espagnols, commandés par Gonzalve, se trouve dans le courant de 1495. Un an aurait pu suffire sans doute pour propager la maladie en Espagne.

Mais ces présomptions tombent d'elles-mêmes, si l'on peut démontrer que la syphilis existait déjà en Italie plusieurs siècles avant l'expédition du grand navigateur. Or, en consultant les documens historiques, on peut s'assurer que FULGOSI dit qu'en 1492 régna une maladie appelée *mal Français* par les Italiens, et *mal Napolitain* par les Français. Il ajoute que cette peste fut introduite en Italie par les Espagnols, et d'Éthiopie en Espagne.

INFESSURA affirme, qu'en Avril 1494, le pape avertit Charles VIII de ne pas venir à Rome, à cause d'une grande peste qu'on attribuait au séjour des Juifs dans la péninsule.

DELPHINI écrit au cardinal de Gienne, en date du 20 Février 1494, qu'on doit craindre, à l'occasion de l'arrivée des Français, que d'aussi grands passages de troupes ne répandent davantage la maladie dans l'Italie qui n'est point encore délivrée de ce fléau.

Je pourrais accumuler les citations, mais celles-ci suffisent pour appuyer la thèse que j'ai avancée. La vérole existait donc en Italie avant le débarquement de *Christophe Colomb* en Europe.

D'un autre côté, rien ne prouve qu'elle éclata aux différens endroits où ce navigateur prit terre : à Lisbonne, à Séville, en Galice, à Barcelone, aucun auteur digne de foi n'en fait mention.

La maladie qui existait aux Antilles, lors de l'arrivée de *Colomb*, était très certainement la fièvre jaune. SAMWELL, chirurgien d'un des vaisseaux de *Coock*, avance que la syphilis existait aux îles Sandwich, avant le débarquement de ce navigateur.

SECTION II.

ORIGINE EUROPÉENNE DE LA SYPHILIS.

Toute la question de l'origine européenne de la syphilis roule sur la manifestation d'une épidémie terrible qui régna en Europe, pendant sept années, vers la fin du 15e siècle.

On attribua cette épidémie, sans aucun motif plausible d'ailleurs, à la présence des Juifs et des Maures en Espagne, peuples qu'on nommait MARRANES; d'où la dénomination de *mal des Marranes*, dont on qualifia cette maladie. Elle fit des ravages épouvantables, en Afrique d'abord; car on disait qu'elle tirait son origine d'Ethiopie, où les Marranes avaient été se réfugier, après leur expulsion d'Espagne, à l'occasion d'un édit du roi Ferdinand.

D'après les auteurs qui admettent cette origine de l'épidémie, elle se propagea en moins de deux ans, de l'Espagne dans toute l'Europe.

Il est à remarquer qu'elle se développa avant la découverte de l'Amérique.

Les avis furent partagés sur les causes qui durent la produire : on mit en avant l'influence des constellations et la conjonction des planètes; la constitution de l'atmosphère; la qualité des alimens. On parla, d'après les doctrines de GALIEN, d'une mauvaise

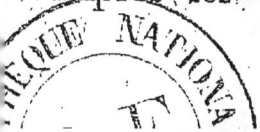

constitution des humeurs qui partaient du foie, et se portaient aux parties génitales. Le flux périodique des femmes fut aussi invoqué comme une des causes de cette affection. D'autres la considéraient comme une modification de la lèpre, entr'autres ENSLER et SPRENGEL. Les premiers qui la décrivirent ne la regardèrent pas comme nouvelle, mais comme connue des anciens.

Un grand nombre d'auteurs s'en emparèrent pour donner une explication de la syphilis : ils prétendirent que celle-ci n'est qu'une dégénérescence de cette épidémie.

Toutes ces opinions sont évidemment erronées, puisqu'il est facile de prouver que cette épidémie n'a aucun rapport avec la syphilis, si ce n'est dans quelques symptômes qui ont leur siége aux parties génitales, mais qui ne sont que la conséquence de la maladie.

Les limites de ce mémoire m'empêchent d'en donner la description, d'après laquelle on pourrait se convaincre que cette épidémie a été déjà observée par HIPPOCRATE ; il l'a retracée dans le livre 8 de ses épidémies : on la trouve dépeinte aussi dans les scoliastes d'ARISTOPHANE. Nous avons eu dans les temps modernes des maladies qui ont avec celle-ci la plus grande analogie ; de ce nombre sont : *le mal de la baie de St.-Paul, le Sibbens, le mal de Sherliero*, etc., toutes maladies auxquelles on n'a jamais pensé à donner un caractère syphilitique.

Une des raisons les plus entraînantes qui aient pu conduire à faire ce rapprochement, est la propriété contagieuse de cette maladie, qui se manifestait avec beaucoup plus de puissance par l'action du coït pendant lequel le contact est le plus intime possible. Toutefois, il est une réflexion bien remarquable à faire : c'est que beaucoup d'écrivains ne parlent même pas du rapprochement des sexes pour la production de cette affection, comme nous avons pu le voir précédemment, puisqu'on a été rechercher, pour l'expliquer, les constitutions atmosphériques, les révolutions planétaires, la qualité des alimens, etc. Toutes ces causes n'offrent certainement rien qui tienne au mal vénérien.

Il est donc positif que la syphilis ne date pas seulement du 15e siècle; que divers motifs que je viens de signaler ont imposé aux écrivains de cette époque; que l'épidémie qui a régné alors n'a aucun rapport avec l'origine de la vérole.

Quant à l'épithète de *mal français* qu'on a donné à cette maladie, un seul mot répondra à cette fausse inculpation : si l'armée française, qui alla combattre les Italiens sous les ordres de Charles VIII, avait été victorieuse, les Napolitains n'auraient pas déversé sur nous la solidarité d'un pareil fléau (1). D'ail-

(1) Dans la section première, on pourra puiser les argumens qui combattent cette opinion. (*Voyez les détails historiques*).

leurs, dans la section suivante, je vais dissiper ce que cette question pourrait laisser d'obscur dans les esprits.

SECTION III.

LA SYPHILIS EST ANCIENNEMENT CONNUE.

Il est une observation bien remarquable à faire, et qui dénote jusqu'à quel point de préoccupation peut arriver l'esprit systématique, quand on voit que les idées basées sur l'humorisme ont fait regarder les organes chargés d'une des plus hautes fonctions de la machine animale, je veux dire la génération, comme de simples égoûts par lesquels s'échappait le trop plein des humeurs viciées accumulées dans le foie. De cette fausse interprétation des lois de la vie est venue l'indifférence, je dirai, presque coupable, des médecins du moyen-âge pour les fonctions génératrices.

C'est sur cette théorie franchement adoptée par les anciens, implicitement par les modernes, qu'on a élevé l'édifice éphémère de toutes les nuances d'opinions qui ont embarrassé l'étude des maladies syphilitiques. On n'a pas voulu voir dans les organes de la propagation, des parties vivant pour leur propre compte, concourant puissamment au phénomène général de l'existence, douées d'une sensibilité exquise, exaltées encore par l'action continuelle à laquelle ils se livrent ; car, sous ce point de vue, nous sommes beaucoup plus exposés aux résultats fâcheux de l'abus de l'acte générateur que le reste des animaux. Tous ont une époque fixe à laquelle ils s'abandonnent à l'instinct de la reproduction, si l'on excepte toutefois les singes qui, comme nous, n'ont pas d'intermittence pour l'accomplissement de cette fonction ; mais quelle différence entre leur organisation (1) intellectuelle et la nôtre ? Chez l'homme, c'est l'imagination, c'est l'excitation du cerveau qui réagit sur les parties génitales et les jette dans un état d'éréthisme continuel qui, porté à ses dernières limites, peut donner lieu à une véritable maladie de ces parties, et provoquer des désordres très graves dans le système nerveux, la

(1) Les organes vivans constituent un système dont toutes les parties sont unies entr'elles par le lien le plus étroit ; toute commotion un peu vive, reçue par un des anneaux de cette chaîne organique, ne tarde pas à se transmettre à tous les autres.

Cette vérité éclate de toute sa force, lorsque l'excitation a pour siége des organes d'une si haute influence.

folie même et le satyriasis chez l'homme (1); la nymphomanie chez la femme.

(1). SATYRIASIS : cette dénomination dérive du grec, *satyre* dont l'attribut principal est une grande lubricité; elle a été employée en médecine pour désigner, chez l'homme, une maladie qui consiste dans un penchant immodéré, insatiable, morbide, à l'acte vénérien; un délire obscène, des érections presque continuelles; l'ensemble de ces circonstances constitue le satyriasis, qui se distingue du priapisme, en ce que, dans ce dernier, l'affection plus restreinte, plus locale, consiste dans une érection excessive, persévérante, douloureuse, capable de déterminer des phénomènes fébriles, sans désir de coït. Le siége du satyriasis est encore pour beaucoup de monde un point en litige; cette affection, jusqu'à l'époque des travaux de GALL, a toujours été regardée comme une névrose des organes génitaux.

Depuis les travaux de GALL, les auteurs qui ont traité du satyriasis ont fait connaître l'opinion de GALL qui place, comme on sait, dans le cervelet, le siége de l'appétit vénérien. Une observation du docteur CHAUFFARD, médecin à l'hôpital d'Avignon, semble confirmer ce point de doctrine.

Chave, âgé de 53 ans, de mœurs douces et d'un caractère paisible, fait une chûte dans sa chambre et frappe violemment de la nuque contre un des angles du lit: empatement de la région occipitale inférieure; altération subséquente des habitudes du malade; il est pris d'un violent et continuel satyriasis et d'une telle lubricité, qu'il poursuit à outrance sa femme, ses filles, et en général toutes les personnes du sexe. Jusqu'alors pieux et modeste, il tomba peu à peu dans le délire le plus érotique, et s'abandonna sans réserve aux propos et aux actes

Si l'on ajoute à ce pouvoir si désastreux de l'imagination, toutes les autres causes d'excitation qu'amène à sa suite le cortège *artificiel* de ce qu'on appelle les *jouissances* de la civilisation, (expression qui est une véritable hérésie en histoire naturelle), on découvrira assez de causes qui agiront d'une manière nuisible sur les instrumens de la copulation. Au premier rang se placent les excitations répétées sur les organes digestifs, tels que les abus de table en général; car il existe là sympathie la plus étroite entre l'estomac et le canal de l'urètre particulièrement, ce que je prouverai dans le cours de cet ouvrage.

Je ne tarirais pas, si je voulais présenter ici toutes les causes qui peuvent influencer d'une manière fâcheuse les parties génitales; mais je crois avoir

les plus indécens. Cet état s'accroît pendant environ trois mois; en même temps ses forces et son intelligence s'affaiblissent, lorsqu'à la suite d'une ardente colère que lui occasionnent les refus consécutifs de sa femme, il tombe en convulsions, se plaint ensuite d'une vive douleur en avant du sommet de la tête et ne ressent plus celle qu'il éprouvait à la partie postérieure et inférieure du crâne. Commencement de paralysie du côté gauche, cessation du satyriasis et du délire érotique, délire religieux, marmottement continuel de prières, phénomènes qui durèrent jusqu'à la mort arrivée huit jours après, en février 1829.

(*Dict. des Sciences Médic.*, t. 19, p. 265).

reproduit les plus efficaces et avoir assez préparé le
lecteur à comprendre que ces organes ont dû être,
de temps immémorial, le siège de maladies graves ;
qu'ils se trouvent même dans des circonstances au
moins aussi favorables pour en être atteints que la
plupart des autres, car ils sont en butte à une foule
de causes qui agissent incessamment sur eux, et
les laissent pour ainsi dire toujours dans l'immi-
nence morbide, comme, d'ailleurs, il arrive pour le
plus grand nombre de nos organes dans l'état actuel
de la civilisation, ce qui est un des argumens les
plus forts qu'on puisse donner en faveur des idées
de *J. J. Rousseau* à ce sujet.

Quoique les réflexions physiologiques que je viens
d'émettre soient suffisantes pour prouver l'opinion que
je soutiens, il est cependant indispensable, pour éclairer davantage la discussion, d'entrer dans le domaine
de l'histoire, et de parcourir les âges de notre vieux
monde qui se rajeunit à certaines périodes de ses révolutions intellectuelles ; car nous pourrons nous assurer, qu'aux époques les plus reculées, on a regardé le
coït comme pouvant être suivi d'accidens fâcheux.

De tous les temps les législateurs ont cherché à
réprimer les abus qui pouvaient résulter du libertinage. Les mesures sanitaires prises par Moïse
prouvent que le mal vénérien était éminemment
contagieux chez les Hébreux : la circoncision est une
opération tout-à-fait hygiénique qui avait pour but

de s'opposer à ce que les liquides qui s'échappent du canal de l'urètre, et particulièrement ceux que fournissent continuellement les follicules sébacés (1) du gland, ne séjournassent très long-temps dans la gaîne formée par le prépuce, et n'irritassent ces parties par les propriétés nuisibles qu'elles acquièrent en se putréfiant, lorsqu'on néglige les soins de propreté que les Israélites ne mettaient nullement en pratique.

Le même législateur avait défendu, dans une de ses lois, de cohabiter avec une femme, peu de temps après la disparution de ses menstrues.

La gonorrhée est décrite clairement dans le Lévitique. Les Arabes, AVICENNE, ALBUCASIS entr'autres l'ont indiquée dans leurs ouvrages.

HIPPOCRATE, PAUL D'EGINE, CELSE font mention des rétrécissemens de l'urètre. DUVÉNAL et MARTIAL se servent d'expressions qui ne peuvent laisser aucun doute sur la connaissance qu'on avait, de leur temps, des symptômes vénériens.

Depuis Charlemagne, en Europe, il existait des réglemens contre les établissemens de femmes publiques. Tous les médecins et beaucoup d'historiens parlent des maladies contractées dans ces lieux appelés *clapiers*; d'où le nom de *clap*, imposé à la blen-

_____

(1) On appelle ainsi de petits vaisseaux qui s'ouvrent à la surface du gland et fournissent un liquide particulier qui s'épaissit facilement et a pour principale fonction de faciliter les frottemens du prépuce sur le gland.

norrhagie (gonorrhée). Au 13ᵉ siècle, Lanfranc, Guillaume de Saliget ; au 14ᵉ, *Guy de Chauliac*, font mention de la vérole.

Doglioni dit qu'au commencement du 14ᵉ siècle, les filles de Venise communiquaient un mal appelé *veronocane*.

Jeanne, comtesse de Provence, en 1347, établit une maison de joie à Avignon ; elle faisait visiter les femmes toutes les semaines pour s'assurer si elles n'avaient pas le *mal de paillardise*.

En 1430, Beckett rappelle des réglemens très sévères et des peines très fortes infligées à ceux qui les violaient, pour arrêter la propagation de cette maladie. Voilà une masse imposante de faits qui vient confirmer ce que l'observation des lois naturelles avait déjà suffisamment démontré.

De tous les temps les organes générateurs ont été victimes de l'abus qu'on a fait de la fonction importante qu'ils ont à remplir ; ce ne sont que de vaines théories médicales, et l'interprétation fausse des lois de la vie qui ont entretenu, pendant des siècles, l'humanité dans des erreurs qui n'ont été dissipées que par l'étude profonde de la physiologie. Des esprits indépendans ont fait table rase sur tout ce qui avait été dit avant eux, et ont voulu observer, avec le calme de l'homme de génie, ce que leurs prédécesseurs n'expliquaient qu'à travers le prestige de leur imagination fertile en productions fantastiques.

CHAPITRE II.

DU VIRUS SYPHILITIQUE.

Ici s'élève une des questions qui ont le plus agité le monde médical, en ce qu'elle touche aux doctrines qui ont régné le plus long-temps dans les écoles; on peut la donner comme une preuve de l'opiniâtreté aveugle des esprits à suivre les routes tracées, de cette apathie coupable qui nous fait admirer tout ce qui a reçu le baptême sacré de la vétusté. Peut-être cette particularité tient-elle aussi surtout à l'instinct de l'imitation qui nous porte à nous copier tous, et à représenter, sous différentes formes, les mêmes idées? C'est une faiblesse humaine que nous retrouvons à chaque pas dans l'histoire de toutes les connaissances qui ont donné à l'homme sa prééminence intellectuelle sur le reste des êtres organisés.

Existe-t-il un *virus vénérien?* Voilà le problème à résoudre. L'affirmative a trouvé jusqu'à présent le plus grand nombre de partisans; car beaucoup de gens et même de jeunes médecins ont encore l'esprit entaché des vieilles doctrines médicales, et agissent, sans y prendre garde, comme s'ils les admettaient, quoiqu'ils prétendent avoir suivi le mouvement imprimé à la science par les travaux des encyclopédistes.

Quant à la négative que j'adopte sans hésiter, je vais chercher à la prouver. Je demande au lecteur une grande attention, parce que c'est de la solution de cette question que dépend l'appréciation juste de la nature de la maladie vénérienne, de ses causes, de sa gravité, et surtout du traitement le plus judicieux qu'on doit lui opposer.

Avant d'entrer en matière, il est nécessaire de rappeler la doctrine de l'humorisme, sur laquelle sont basées toutes les anciennes théories du virus syphilitique.

Les médecins de l'antiquité se trouvant dans l'impossibilité de disséquer, à cause des superstitions du temps qui défendaient expressément de profaner la cendre des morts, furent réduits à observer les phénomènes extérieurs les plus superficiels des maladies; ils firent une étude spéciale de l'altération des humeurs qui s'échappent du corps ou qui sont formées dans son intérieur. Dans la première catégorie se rangeaient l'urine, la sueur, le mucus, les larmes, etc., etc. Dans la seconde, le sang, la bile, etc. Chaque maladie se traduisait par une modification particulière de ces liquides; mais on exagéra cette doctrine. De ce qu'on voyait les humeurs qui s'échappent de l'économie, changer d'aspect dans certains états morbides, on en conclut qu'il devait en arriver autant aux fluides qui circulent intérieurement; de là, les expressions de sang vicié, sans qu'on eût jamais essayé ni qu'on fût même pourvu des moyens de s'assurer de cette corruption du sang. En un mot, on généralisa ces idées justes dans le principe, mais faussées par l'esprit de système, et elles ont traversé les siècles en éprouvant toutefois par intervalles des chocs assez violens qui les ébranlèrent fortement, mais qui ne parvinrent pas à les détruire; car ce sont seulement les travaux d'un des plus puissans génies de l'époque, le professeur BROUSSAIS, qui ont porté le dernier coup à cet édifice élevé sur les rêveries d'un grand homme d'ailleurs : GALIEN. Mais ce qu'il y a de bien étonnant, c'est que les maladies vénériennes ont été le plus rebelles à l'entraînement suscité par la régénération de la médecine. La principale raison d'un fait si remarquable, c'est que tous ces hommes de transition entre la vieille et la nouvelle société trouvaient un prétexte à leur engouement pour les choses passées, pour les théories humorales, dans l'existence presque constante d'un liquide, d'un virus, comme condition *sine quâ non* de la communication de la syphilis; voilà tout le secret.

Quelques hommes généreux cependant élevèrent la voix, et elle parvint à se faire jour à travers les rangs serrés des masses qui deviennent incrédules quand on froisse leurs intérêts ou leurs passions, et qui sont confiantes jusqu'au ridicule, dans le cas contraire !

SECTION I.re

HISTOIRE DU VIRUS SYPHILITIQUE.

Pour donner une idée juste de la marche des esprits, il est nécessaire de passer en revue les différentes opinions qu'on a eues successivement sur les maladies vénériennes et les théories à l'aide desquelles on les a expliquées.

Les anciens croyaient que le sperme était le superflu de la digestion, un excédant des sucs qui servent à nourrir le corps; ils le faisaient partir du cerveau, passer ensuite dans la moëlle épinière, dans les reins, puis dans les parties génitales; enfin, il pénétrait dans la verge pour s'écouler au dehors. De cet avis se rangeraient HYPOCRATE, PYTHAGORE, PLATON, DÉMOCRITE, ÉPICURE et GALIEN. Lorsque ce liquide séjournait trop long-temps dans les canaux qui le contiennent, il acquérait des propriétés nuisibles, et se changeait en un poison qui influençait d'abord les organes de la génération, puis tout le corps. C'est à cette interprétation qu'est dû le nom de *gonorrhée* (écoulement de la semence), pour désigner *l'urétrite* (chaude-pissse).

D'après HIPPOCRATE, on disait que toute partie noble (le cerveau, le poumon, le foie, etc.) est pourvue d'un couloir ou émonctoire, espèce d'égoût

par lequel elle se débarrasse de la matière morbi-
fique engendrée ou accumulée en elle. Les parties
génitales étaient le couloir du foie qui chassait, par
leur entremise, les sucs viciés qui le gênaient.

C'est à la propagation de ces théories qu'est due
l'opinion barbare, partagée par COLLE, qu'on peut
se défaire d'une gonorrhée en cohabitant avec une
vierge : l'acte du coït-faisant échapper le sperme
altéré par son séjour dans les canaux qui le recèlent.
C'est la persistance de cette manière de voir chez
le peuple encore aujourd'hui, qui lui fait regarder
le développement de la vérole comme provoqué au
moment de l'éjaculation, tandis que dans le cas
d'ulcères, le phénomène ne peut nullement s'expliquer de la sorte, et que ce n'est pas le sperme, mais
le liquide irritant qui s'y trouve mêlé, qui donne
lieu aux accidens.

D'autres exploitèrent le flux périodique des femmes : ARISTOTE fut de ce nombre. Ils le regardèrent aussi comme un excédant des sucs nutritifs;
comme une espéce de sperme moins élaboré que
celui de l'homme.

A cause de sa crudité, il était doué d'une foule
de propriétés pernicieuses; les bubons étaient surtout provoqués par ce fluide. On en fit le réservoir
des impuretés les plus nuisibles de l'économie; on
allait jusqu'à proscrire le linge qui avait servi aux
femmes dans leurs pansemens pendant la période

menstruelle. J'ai déjà cité les réglemens de Moïse à ce sujet. Qui croirait que ces idées n'ont nullement vieilli chez nous? On regarde encore comme doué de propriétés très irritantes le sang des règles : on isole une femme comme un être exceptionnel; on la craint, on a poussé le ridicule jusqu'à s'imaginer que l'odeur seule qu'elle exhale suffit pour faire coaguler le lait. Tous ces préjugés sont basés sur les vieilles doctrines médicales dont le peuple est encore tout imbu, et que j'espère concourir à dissiper par l'ouvrage que je publie.

Toutefois, on ne peut se refuser à admettre qu'on n'a pas autant de sécurité à s'approcher d'une femme qui se trouve dans cette crise orageuse, qu'en temps habituel; mais ce n'est pas aux propriétés insalubres du flux menstruel qu'il faut l'attribuer; on a analysé ce liquide, et on n'a trouvé aucun principe qui le distinguât du sang ordinaire. Il est une autre cause qui justifie le danger, c'est que les organes de la femme sont dans un état d'excitation, qui, comme je le prouverai plus tard, est susceptible de se communiquer.

Jusqu'à la fin du 16e siècle, on se contenta d'hypothèses basées sur les idées que je viens de présenter. On ne considérait les organes génitaux que comme des espèces de tuyaux conducteurs qui devaient rejeter les immondices provenant des autres organes. Les instrumens de la reproduction n'étaient pour rien dans la confection des fluides qu'ils renfermaient.

A partir de l'époque que je viens d'indiquer, on apprécia mieux les causes de la syphilis; on commença à admettre qu'elle était toujours le résultat du libertinage; on ne renonça pas toutefois aux *belles conceptions* de l'humorisme : seulement on fit un corps des maladies vénériennes. FERNEL concourut en grande partie à ce résultat, ainsi que PARACELSE. Le premier distingua les symptômes en locaux ou généraux, suivant qu'ils se bornent aux organes générateurs seulement, ou qu'ils se répandent dans la masse du sang; il adopta positivement un *virus spécifique*. C'est de cette époque que date la théorie du virus, telle qu'elle existe encore aux yeux de beaucoup de médecins, à quelques modifications près.

Combien de conclusions fausses et en même-temps pernicieuses à l'humanité ont été inférées de l'adoption de l'existence de ce poison qui, une fois introduit dans le sang, n'en sortait plus; qui, pendant un certain temps, restait dans une espèce de léthargie; puis, de longues années après que la maladie paraissait guérie, se réveillait avec une nouvelle fureur, pénétrait dans tous les recoins de la machine animale, ménageant certaines parties, en détruisant d'autres. C'est d'après le même système, qu'on a prétendu que la maladie peut se traduire sous toutes les formes possibles des autres maladies; ce qui faisait croire aux anciens médecins que presque toutes étaient syphilitiques; et lorsqu'il y avait quelque doute sur la nature d'une affection, ou que plusieurs traitemens avaient échoué, on administrait le mercure jusqu'à extinction du fantôme qu'on poursuivait. C'est au sommeil du virus pendant un certain temps, à cette léthargie dont je viens de parler, qu'on devait la communication, à travers plusieurs générations intermédiaires, du virus vénérien. Ainsi AMATUS LUSITANUS raconte l'histoire d'un homme qui se maria dix ans après avoir contracté la vérole : il eut deux enfans parfaitement sains : son troisième fut, au dire de l'auteur, atteint d'une vérole qu'il tenait de son père, qui lui-même en était guéri depuis dix-sept ans.

La transmissibilité de ce mal par la génération servit à excuser, dans le 16e siècle, les clers, les moines et même les religieuses : ALMENAR et BÉTHENCOURT, en décrivant les taches corporelles de ces ames si pures, disent qu'il faut charitablement croire (*pie credendum est*) que tout le péché doit retomber sur les faiblesses des parens. Tant il est vrai que nos bons ancêtres étaient de bien saintes gens!

Voltaire fait dire au chirurgien de SIDRAC : «Il y a « long-temps que j'exerce la chirurgie, et j'avoue « que je dois à la vérole la plus grande partie de « ma fortune; mais je ne l'en déteste pas moins.

« Madame Sidrac me la communiqua la première
« nuit de mes noces; et comme c'est une femme
« excessivement délicate sur ce qui peut entamer
« son honneur, elle publia, dans tous les papiers
« de Londres, qu'elle était, à la vérité, attaquée
« du mal immonde, mais qu'elle l'avait apporté du
« ventre de madame sa mère, et que c'était une
« ancienne habitude de famille. »

Sanchez alla plus loin : il proclama que le mal
vénérien anéantira tôt ou tard la société, et qu'il
sera un jour, en Europe, la cause d'une révolution
semblable à celle qui renversa l'empire Romain !
Voilà l'arme destinée à reconstruire l'humanité, qui
devient un instrument de destruction !

Roses disait qu'avant de se marier, il fallait bien
examiner sa conduite, afin de se convaincre qu'on
n'a jamais été malade, et que si l'on conserve le
moindre doute, il faut se soumettre, par précaution,
au traitement mercuriel : il ajoute même qu'on a
beau se bien porter en apparence, après s'être guéri
trop vite, on est cependant malade au fond, et on a
besoin de mercure.

Il n'était pas superflu de présenter les exagérations
auxquelles a porté l'esprit de système dans l'étude
de la syphilis. Elles prouveront combien étaient fai-
bles les bases sur lesquelles étaient fondées les théories anciennement adoptées sur cette matière.

Cependant la crise se préparait : on observa mieux.

les faits : des esprits indépendans secouèrent le joug de l'antomalisme. ANDRÉ, BOSQUILLON rejetèrent les maladies vénériennes déguisées, celles qu'on regardait comme sommeillant pendant la léthargie du virus : ils repoussèrent aussi les idées admises sur le virus vénérien héréditaire.

En 1767, BALFOUR avança que la gonorrhée simple n'est point une dépendance de la syphilis. BOLL se rendit à cette opinion.

MUSITANO soutint qu'il n'y avait pas de *maladie vénérienne*, mais des maux vénériens divers, produits par le coït.

SINAPINS bannit toutes les préparations mercurielles.

En 1747, RITTER affirma que les plus violens symptômes de la vérole, ne proviennent pas de la maladie elle-même, mais de l'abus du mercure. On alla jusqu'à reconnaître une *maladie mercurielle*.

En 1811, dans un écrit anonyme, on combattit l'existence du virus vénérien, et on chercha à démontrer qu'il n'y a pas réellement de maladie vénérienne, mais des accidens morbifiques de nature différente.

En 1816, M. JOURDAN mit au jour un ouvrage très remarquable, qui est ce que nous avons de plus complet sur cette matière et qu'il est indispensable de consulter, si l'on veut approfondir le sujet que je traite.

Les belles expériences des médecins anglais vinrent donner le dernier coup à l'hydre expirante, ainsi que celles des chirurgiens français, parmi lesquels nous citerons MM. Cullerier, Richond, Bobilier, Desruelles, Charmeil, etc. Leurs travaux tendirent à prouver que les maux vénériens se détruisent sans l'usage du mercure.

Il me reste maintenant à battre en brèche la théorie du virus, en prouvant que ce principe ne peut plus être admis, comme il l'était autrefois.

SECTION II.

DE LA NON EXISTENCE DU VIRUS SYPHILITIQUE.

On peut réduire toutes les définitions données au virus syphilitique, à la suivante : un liquide particulier, toujours identique, éminemment contagieux, qui, répandu dans l'économie, se mêle aux humeurs et donne lieu à des accidens toujours semblables.

Ce virus, qu'on regarde comme un liquide, qu'on a dit acide, alcalin, corrosif, âcre, putride, n'a jamais été analysé ; on n'a jamais pu l'obtenir à l'état simple. On a observé le sang des personnes atteintes de la syphilis, et on ne l'a nullement trouvé vicié ; il ne présentait rien de remarquable. D'ailleurs, les parties affectées ne fournissent pas toujours un fluide contagieux : il y a des végétations sèches ;

certaines gonorrhées n'offrent pas d'écoulement : il en est même dans lesquelles celui-ci est tout-à-fait inoffensif, comme aux derniers période s de cette maladie. On prétend que le virus est toujours identique ; mais comment l'admettre, quand on voit que la vérole peut se manifester sous tant de formes différentes, ce qui a même engagé beaucoup de médecins à reconnaître plusieurs virus vénériens, entr'autres MM. CARMICHAEL et ROSES.

Ces symptômes sont tellement divers, que pendant des siècles, on n'a pas observé la syphilis dans son ensemble, mais seulement les phénomènes particuliers sous lesquels elle se montre : on leur trouvait si peu de ressemblance entr'eux, qu'on n'en a formé un corps qu'à la fin du 16e siècle, comme je l'ai signalé précédemment.

N'a-t-on pas été jusqu'à dire que les symptômes les plus éloignés du caractère syphilitique, rentraient cependant dans cette maladie, quand ils avaient résisté aux traitemens employés ?

C'est le dernier terme surtout de la définition qu'il est nécessaire de combattre, parce que c'est la partie la plus importante de la question, et celle qui a le plus influé sur les idées qu'on s'est faites à ce sujet : je veux dire : « ce liquide qui, introduit « dans l'économie, se mêle aux humeurs et donne « lieu à des accidens toujours semblables. »

D'abord, est-il raisonnable de penser qu'un liquide

aussi irritant pût être supporté long-temps par les
vaisseaux qui le contiennent, quand nous voyons
que la transfusion dans les veines, d'un liquide tout-
à-fait inerte, comme l'eau tiède par exemple, a
causé la mort; on sait que l'introduction dans les
vaisseaux d'un poison énergique est suivie bientôt
des accidens les plus fâcheux; et on a décoré du
nom de poison le virus syphilitique. Ces idées ne
sont-elles pas d'ailleurs en opposition avec les lois
de la vie : toutes les fois qu'un corps étranger pénètre dans l'organisme, il en est chassé bientôt par
la voie des sécrétions, avec l'urine, la bile, la
sueur, etc. Le travail de la décomposition nutritive
en fait bien vite justice aussi, et il faudrait, dans
l'hypothèse en litige, qu'il y eût continuellement
des foyers qui fournissent au renouvellement de ce
liquide, ce qui n'est pas possible quand les partisans
du virus affirment que cet hôte incommode séjourne
des années dans la circulation et dans les organes,
et peut même traverser plusieurs générations. Ce
qu'il y a de bien particulier, c'est qu'on a dit que
ce principe s'assimile aux organes : on veut bien
qu'il soit soumis au mouvement de composition de
la nutrition, mais nullement à celui de décomposition; comment concevoir en effet que lorsque tous
les ressorts de la vie se renouvellent incessamment,
ce liquide seul persistant, immuable, au milieu de
la révolution générale des autres parties, fût ainsi

une exception monstrueuse aux lois les plus constantes de la matière? Toutes ces considérations ne
purent se présenter à l'esprit des anciens qui n'étaient pas assez profonds dans les connaissances
physiologiques pour prévoir cette objection; mais il
est impardonnable qu'au 19ᵉ siècle encore, on veuille
s'opiniâtrer à croire aux miracles, à la dérogation
des lois de la nature pour soutenir une utopie qui
s'était sanctifiée par le fanatisme qu'on a toujours
pour la date dans toutes les choses de ce monde.

Je crois que je viens d'avancer l'argument le plus
péremptoire qu'on puisse opposer à la théorie du
virus.

On avait porté si loin l'idée que c'est le sang
vicié par ce poison qui constitue la syphilis, qu'on
disait que lorsqu'il se bornait à agir sur un seul
organe, comme par exemple, en produisant des
ulcères à la verge ou la gonorrhée, on regardait les
symptômes comme insignifians, et on ne prêtait
une attention particulière qu'aux phénomènes généraux. C'est cette opinion qui, fécondée, exagérée
par le fanatisme des imitateurs qui surpasse le plus
souvent celui des chefs de sectes, a causé les résultats les plus désastreux dans le traitement du mal
vénérien; c'est elle qui a conduit les médecins à ne
jamais traiter les symptômes isolés de cette maladie,
mais à chercher à agir sur toute l'économie, à employer des moyens incendiaires, tels que le mercure,

par exemple, qu'on administrait jusqu'à ce qu'il ne
restât plus aucune trace de l'affection, et même
long-temps après qu'elle était guérie, parce qu'on
disait que le virus dormait. HUNTER était convaincu
qu'on ne peut jamais se débarrasser entièrement de
cet ennemi : je laisse tirer de là les conclusions qui
portèrent les médecins à donner le mercure avec
une espèce de rage.

A ce sujet, je crois rendre service en concourant
à mitiger les craintes fantastiques des malheureux
qu'on menaçait d'un avenir aussi effrayant. On les
persuadait qu'ils conserveraient toute leur vie un
principe de maladie dans le corps. Maintenant nous
n'en sommes plus là : la vérole est sur la même ligne
que la plupart des infirmités auxquelles nous sommes
en butte ; elle se guérit entièrement comme les autres, même plus rapidement que beaucoup d'autres,
et on ne lui oppose plus des moyens spécifiques ;
elle est combattue d'après les préceptes généraux de
la pathologie.

En un mot, comme dit M. BOISSEAU : « Qu'est-ce
« qu'une cause qui se soustrait à nos sens, qui ne
« peut rien, à moins que le sujet, dans lequel on
« la suppose, ne soit prédisposé à en ressentir les
« effets, et qui n'agit que quand des causes occa-
« sionnelles le lui permettent : comment concevoir
« qu'un principe éminemment irritant, qui a la
« propriété de s'assimiler au fluide de l'économie

« et de les altérer, reste sans aucune action pen-
« dant un certain temps, et aille se fixer sur tel ou
« tel organe, que ce principe qui a vicié tout l'ap-
« pareil circulatoire, ait des prédilections ? »

Il y a une remarque très intéressante à faire, c'est
que plus la médecine progresse, plus le nombre des
virus diminue : on a renoncé aux virus scrofuleux,
cancéreux, scorbutique, dartreux, etc., etc. Il ne
nous reste plus que le virus de la rage, celui de la
variole et celui de la syphilis; celui-ci est resté un
des derniers à ressentir la secousse imprimée à la
science par l'étude approfondie de la physiologie;
mais le coup est donné; il ne se relèvera plus du
choc qu'il a éprouvé. La plupart des nouveaux médecins en rejettent maintenant l'existence.

Après avoir détruit, il faut reconstruire; il faut
mettre à la place des vieilles doctrines une théorie
qui soit en harmonie avec les lois de la physiologie,
et qui satisfasse le mieux à tous les faits. C'est ce
que je vais chercher à accomplir dans le chapitre
suivant.

CHAPITRE III.

THÉORIE ACTUELLE DE LA SYPHILIS.

Comme je l'ai déjà fait sentir, les parties génitales sont douées des mêmes élémens d'organisation que les autres départemens du corps humain; comme les autres, leurs maladies consistent le plus souvent dans une surabondance de fluides qui se portent aux parties malades : le sang s'y accumule en plus grande quantité, il y a augmentation de sensibilité : en un mot, il y existe une inflammation, puisque les symptômes de cet état morbide sont la rougeur, la chaleur, la douleur et le gonflement des tissus affectés. Il n'est pas besoin que tous ces phénomènes soient réunis, un seul suffit souvent pour asseoir le diagnostic de l'observateur. Ce fait une fois admis, la syphilis n'est plus une maladie spéciale qu'on doit combattre par des moyens spéciaux : c'est un état qui rentre dans les règles les plus ordinaires de la pathologie.

Il est toutefois d'autres points qu'il faut éclaircir. On objectera, par exemple, que la maladie ne se montre pas seulement au point qui a été en rapport avec la cause qui a produit le mal; elle se propage plus tard aux parties voisines de ce point, ou même à celles qui en sont très éloignées. Des phénomènes, en apparence inexplicables, s'interprètent par l'action des sympathies : ceci demande quelques développemens.

Tous nos organes sont dans une solidarité réciproque : lorsque quelque acte important se passe dans la machine animale, plusieurs parties ou même toutes se trouvent ébranlées; rien n'est isolé dans les phénomènes de la vie; tout se lie intimement. C'est ainsi que dans l'acte de la digestion, nous voyons l'économie entière mise en jeu. L'estomac concentre vers lui toutes les forces vitales pour ainsi dire; le reste languit : il y a tendance au sommeil; les sens sont moins parfaits; les mouvemens plus difficiles; on est lourd, suivant l'expression vulgaire; on est beaucoup moins propre à l'action; l'intelligence est obtuse.

Choisissons au contraire le moment où nous prenons des alimens après une abstinence prolongée. A peine avons-nous avalé quelques fragmens de nourriture, que toutes les fonctions reprennent une énergie remarquable. Le même individu qui, quelques minutes avant, était exténué, ressent une vigueur, une activité qui ne peuvent puiser leur source que dans les sympathies nerveuses, dans les liaisons qui existent entre l'estomac et les autres organes, puisque la digestion n'a pas eu le temps de commencer.

Ces sympathies sont innombrables dans l'état de

santé; mais dans les maladies, elles s'exagèrent considérablement. C'est ainsi que toutes les fois qu'un organe important est sérieusement affecté, le cœur est aussitôt sympatisé, il redouble ses battemens; c'est ce qui constitue ce qu'on a appelé la *fièvre*. L'estomac n'est jamais long-temps irrité sans que le cerveau en soit bientôt influencé. Combien sont remarquables les sympathies morbides qui existent entre l'utérus et l'estomac, etc., etc. Ce point bien établi, je vais en faire une application aux maladies vénériennes.

Les organes génitaux qu'on a laissés si long-temps dans l'oubli, qu'on a considérés anciennement comme des tubes inertes qui, destinés à donner passage aux humeurs viciées, remplissent cependant des fonctions dont l'accomplissement retentit dans tous les lieux les plus ignorés de l'économie. En jetant un coup-d'œil sur les phénomènes si curieux que le temps des amours provoque dans le règne animal, et particulièrement chez les oiseaux, nous serons encore plus frappés de cette vérité. A cette époque, la vie redouble chez ces êtres; les organes de la voix prennent un essor inaccoutumé: l'existence est arrivée à ses dernières limites; la nature est pénétrée d'une ame toute nouvelle : le moment de la fécondation est venu.

Si nous nous observons nous-mêmes, lorsque l'attrait du désir nous rapproche de l'être que nous convoitons, que d'observations précieuses nous avons à faire sur le mécanisme curieux des sympathies ? Tout l'organisme se trouve dans un état d'excitation insolite : la voix s'altère, la figure s'anime ; l'expression de la physionomie présente des changemens qui ont été dépeints avec tant de grâces par la plume enchantée des poëtes. Les sécrétions de la bouche diminuent, ce qui rend la bouche sèche, pâteuse : le cœur bat avec force : un frisson général s'empare du corps ; les muscles acquièrent un surcroît de force qui était nécessaire pour vaincre la résistance de la pudeur. Cet état souvent répété, sans même que la nature ait été entièrement satisfaite, n'est-il pas suivi d'accidens morbides ? Qui ne connaît les effets fâcheux du satyriasis ? Ces sympathies sont encore bien plus frappantes pendant le coït. Tous les ressorts de la vie sont mis en jeu pour coopérer à cet acte si énorme en résultats dans les lois naturelles.

D'après ces faits, il est donc évident que les organes génitaux jouent un grand rôle dans la machine animale ; qu'ils ont des relations intimes avec tout l'organisme ; que lorsqu'ils sont malades ils doivent donner lieu à des symptômes très variés, à des sympathies très étendues. Il n'est pas besoin de l'hypothèse d'un virus, d'un agent particulier, qui violerait les lois physiologiques, pour venir à l'appui d'une théorie erronée.

Battus sur les explications physiologiques du virus,

ses partisans se sont rejetés sur les caractères des accidens syphilitiques, qu'ils ont regardés comme spécifiques, comme tout-à-fait exceptionnels dans le cadre nosologique.

Ainsi on a voulu donner un cachet particulier aux ulcères vénériens : on a prétendu les reconnaître aux signes suivans : bords taillés à pic, irréguliers, rouges; dureté de la base; couleur blafarde de la surface ulcérée qui est recouverte d'un enduit grisâtre. M. CARMICHAEL a été plus loin : il soutient que, d'après leurs différens aspects, ils provoquent des symptômes particuliers, qu'une seule espèce de chancres est capable de produire les véritables symptômes de la vérole.

Loin de là, les ulcères n'ont pas une disposition constante, quoique cependant ils aient souvent un aspect *suî generis*. Au lieu de présenter le caractère que je viens de décrire, ils sont au contraire souvent rouges, granuleux à leur surface, affaissés sur les bords, et sans engorgement à la base. On peut leur faire acquérir les symptômes consacrés des chancres, en y mettant des applications irritantes, et les faire revenir à l'état ordinaire par des topiques émolliens. BELL lui-même a été forcé d'avouer que les suites seules peuvent faire connaître si l'ulcère est vraiment vénérien.

Si nous observons la gonorrhée (urétrite), la thèse que je viens de soutenir acquiert encore une force

bien plus grande.. Une foule de causes étrangères
aux influences vénériennes sont capables de produire cette maladie : de ce nombre sont l'usage immodéré de la bière; l'ingestion des cantharides.
On cite des épidémies d'urétrite : FABRE, GOULARD,
MORGAGNI, NOEL en font mention ; elle complique
souvent la lèpre, ce qui est arrivé pendant l'épidémie du 15ᵉ siècle. Mais la cause la plus puissante
est l'abus du coït. Je pourrais citer beaucoup de
cas de ce genre. J'ai connu une personne qui fut
atteinte de cette manière d'une gonorrhée tellement
violente, qu'elle se propagea aux testicules et aux
cordons des vaisseaux spermatiques : une circons-
tance bien curieuse de cette observation, c'est que
le sujet avait été antérieurement atteint d'une gastrite qui se renouvela par l'action sympathique de
l'urètre sur l'estomac; et toutes les fois que la gonorrhée se reproduisait, il y avait récidive de la
première maladie ; et réciproquement, quand la
gastrite revenait, l'urétrite reparaissait. Une autre
remarque non moins digne d'attention, c'est qu'a-
près la guérison de cette dernière, lorsque l'estomac
était légèrement irrité par une nourriture un peu
trop abondante, le coït était suivi d'une sensation
désagréable; tandis que le lendemain, l'indisposi-
tion étant dissipée, le coït s'opérait comme à l'ordinaire.

Il est donc incontestable que la blennorrhagie

(gonorrhée) peut être produite par des causes qui ne sont nullement syphilitiques, mais seulement par l'abus des plaisirs vénériens. La nature du liquide lui-même n'offre aucun caractère spécial dans l'un ou l'autre cas. M. LAGNEAU lui-même, chaud partisan de la théorie du virus, convient de cette vérité.

Cette cause est souvent accompagnée de beaucoup d'autres circonstances qui favorisent son action. Ainsi, il arrive fréquemment qu'une personne approche d'une femme avec des conditions tout-à-fait défavorables : dans un état d'ivresse plus ou moins profonde, dans un état d'excitation générale; il n'est pas étonnant qu'alors l'urètre se ressente de cette excitation, et surtout de l'irritation particulière de l'estomac que nous avons vu si intimement lié avec cet organe.

D'autres fois, l'ardeur qu'on met à opérer la copulation, exalte fortement le système nerveux et particulièrement celui du canal urétral. Enfin l'exercice réitéré de cet acte produit une irritation continuelle qui va jusqu'à l'inflammation; de même que lorsqu'on abuse des forces digestives de l'estomac, il s'enflamme; de même que lorsqu'on fatigue les organes de la voix, ils s'irritent, etc., etc. Il faut donc conclure de là qu'on ne doit pas inférer de ce qu'on est atteint d'une gonorrhée, que le sujet avec lequel on a co-habité en fût affecté.

Il est encore d'autres causes qui donnent lieu à ce

résultat, telles que, par exemple, l'état de mens-
truation d'une femme, les fleurs blanches. Dans ce
cas, ce ne sont pas les liquides contenus dans les
organes génitaux qui ont le plus de part au développement de l'urétrite, mais l'état d'irritation de
ces parties, en vertu de cette loi vitale, que des
tissus enflammés en contact avec des tissus sains,
peuvent leur communiquer l'état dans lequel ils se
trouvent. C'est par cette loi qu'on explique le mécanisme par lequel se communique la maladie vénérienne; ces conditions étant suffisantes souvent,
quoique le contact d'un fluide irritant doive être
compté pour beaucoup dans ce résultat.

Je ferai remarquer à ce sujet que je suis très porté
à croire que la gonorrhée est le type de la syphilis;
c'est elle en effet que nous voyons la première décrite dans les ouvrages de l'antiquité : *Moïse* en donne
une très-bonne description; c'est elle d'ailleurs qui
est la plus commune, et dont on est atteint le plus
facilement. Je suis persuadé qu'elle a été le premier
symptôme vénérien qui se soit manifesté chez les
hommes ; la plus forte preuve, en faveur de cette
opinion, c'est qu'elle est l'affection vénérienne qui
se développe le plus souvent par le contact avec des
personnes saines.

Si nous passions en revue toutes les autres nuances de la syphilis : les bubons, les diverses maladies
de la peau, les végétations, nous pourrions nous

assurer, comme pour les deux maladies que je viens
de décrire, qu'il n'y a pas de caractères distinctifs
assez tranchés pour en faire une classe à part, que
tous les autres agens irritans peuvent les produire.
Je répéterai seulement ici que cette série succes-
sive de phénomènes s'explique par les sympathies
dont nous ne pouvons nous rendre un compte tout-
à-fait exact, parce que la science a encore beaucoup
à faire pour arriver à une connaissance parfaite du
jeu de la machine humaine ; sympathies d'ailleurs
qui sont en harmonie avec les lois générales qui
dominent notre organisation.

De toutes ces considérations, il résulte que le traitement de la syphilis doit être celui des inflammations en général, et qu'il est irrationnel de lui opposer des remèdes spécifiques, comme on l'a fait jusqu'à ces derniers temps, cette médication étant en
rapport avec les idées fausses qu'on se faisait du
mal vénérien : je veux parler ici du mercure qu'on
a vanté comme la panacée universelle, comme le
contre-poison du virus.

CHAPITRE IV.

SPÉCIFICITÉ DU MERCURE RÉFUTÉE.

C'est PARACELSE qui le premier a reconnu des vertus spécifiques au mercure contre la vérole.

Les anciens le rejetaient, parce qu'ils le croyaient un poison. GALIEN n'a jamais osé s'en servir. Les Arabes y eurent recours les premiers, mais contre d'autres maladies.

Voici les diverses théories qu'on a adoptées successivement pour expliquer son action :

Les uns, comme ASTRUC, avançaient que la syphilis étant due à l'épaississement des humeurs, le mercure la guérit en vertu de la divisibilité, de la mobilité de ses molécules, et de leur pesanteur spécifique supérieure à celle des fluides animaux. BRU disait plaisamment à ce sujet, que « les globules mercu-
« riels étaient de petits ramoneurs qui parcouraient
« les cheminées de nos grandes maisons, les désobs-
« truaient, et entraînaient avec eux la cause efficiente
« des obstacles, par les selles, les urines, la saliva-
« tion et la diarrhée. »

Le plus grand nombre soutenait que cet agent jouit d'une propriété antidotale contre le virus, c'est-à-dire qu'il attaque ce principe occulte, le neutra-

lise, le modifie, le décompose, le détruit, de manière
à le rendre tout-à-fait inactif.

D'autres disaient qu'en provoquant les sécrétions,
il fait sortir le virus avec lequel il s'est intimement
uni, par les différens émonctoires; aussi poussait-on
à la salivation avec acharnement, parce que, comme
le disait HUNTER, le mercure devenait un *gargarisme*
naturel, dans lequel le métal combiné intimement à
son véhicule par l'action vitale, acquiert des qualités
plus efficaces : je laisse un tel raisonnement intelli-
gible à des organisations plus élevées que la mienne :
quant à moi, je ne le saisis pas.

D'après cet exposé, on peut voir facilement que
ce sont toujours les théories humorales qui sont le
prétexte des vertus miraculeuses du spécifique divin ;
toujours un poison à chasser par les émonctoires ou
par une combinaison chimique ; toujours annihila-
tion des organes qui deviennent de véritables cor-
nues qui ne se livrent à aucune action vitale. Je
renvoie aux objections à l'aide desquelles j'ai com-
battu l'humorisme, et je vais ajouter quelques considérations tendant à prouver le peu de fondement
qu'on doit faire de l'emploi du mercure, et les graves
dangers que suscite l'usage immodéré de cet agent
thérapeutique.

Comme j'en ai déjà fait la remarque, ce remède
n'a été spécialement consacré à la cure des maladies
vénériennes qu'au 16e siècle : cependant avant et

pendant cette époque, on les combattait par une foule d'autres moyens qui donnaient lieu à d'heureux résultats.

Le bois de gayac fut importé de Saint-Domingue, vers l'an 1508. On expliquait son action comme sudorifique, et on lui accordait la faculté d'ouvrir une voie au virus pour s'échapper par les couloirs du corps.

La salsepareille jouit des mêmes propriétés ; elle fut introduite en Europe en 1530.

Les sudorifiques ont été employés avec succès par Massa, Morgagni, Fernel, et beaucoup plus récemment par Cullerier.

L'usage de l'or dans cette affection date de 1540.

D'autres végétaux servirent encore au même but ; tels que la gratiole, la saponaire, la racine de Bardane ; et ce qu'il y a de bien remarquable, c'est que les préparations d'or, le gayac, la gratiole provoquent la salivation. Le gayac, après un emploi prolongé, a fait surgir à la peau des rougeurs, des dartres écailleuses, des tubercules, des pustules au visage.

L'opium a été opposé à la vérole par les médecins des 15e et 16e siècles. Pauli raconte qu'un jeune homme atteint d'une syphilis complète, voulant se suicider de désespoir, avec cette substance, en prit un demi-gros qui ne suffit pas pour le faire mourir, mais le débarassa de cette maladie.

On a été jusqu'à faire manger de la chair de lézard. Voici l'histoire de ce spécifique, vanté d'ailleurs par ce même Oviédo que nous avons vu soutenir avec tant de chaleur l'origine américaine de la syphilis.

« Vers 1782, un Indien, de Guatimala, avait à la
« lèvre un ulcère cancéreux qui avait rongé une
« partie de la joue : abandonné des médecins, il
« s'adressa saintement à un ecclésiastique qui lui
« conseilla la chair crue de lézard. Il en avala trois
« le premier jour, puis cinq quelques jours après,
« et l'histoire dit qu'il en guérit. »

Ce fut désormais le talisman de la vérole : les médecins américains et espagnols firent une déconfiture désastreuse dans la gente lézardière. Si cette chronique était plus ancienne, on pourrait croire qu'un mauvais plaisant, et surtout un mauvais malade irrité du peu de succès de l'usage de ces reptiles, se fût amusé à donner à la médecine un de ces animaux pour attribut.

Il ne reste plus qu'un mot à dire pour prouver sur quelle base reposait le fanatisme qu'on vouait au mercure, c'est que ses plus chauds partisans soutenaient, lorsqu'il ne guérissait pas, que la maladie n'était pas vénérienne ; de sorte qu'on pouvait toujours prouver, par ses effets salutaires, qu'elle avait un cachet syphilitique. Bien plus, quand les mercuriaux, abusivement administrés, reproduisaient les accidens, on ne perdait pas courage ; on disait seulement que le virus était en léthargie, qu'il s'était réveillé, et on revenait sur le mercure avec plus d'acharnement.

D'ailleurs, si nous ouvrons les annales de l'histoire du traitement de cette maladie, nous verrons que la crise qui s'est opérée au 19e siècle était préparée. Quelques médecins avaient déjà reconnu que les chancres cèdent aux applications locales, entr'autres, BELL, GIRTANNER, COCKBURNE. SINAPIUS rejeta toutes les préparations mercurielles.

CLUTTERBUCK nia les vertus spécifiques et infaillibles du mercure.

En 1747, RITTER osé avancer que les plus violens symptômes de ce mal ne proviennent pas de la maladie elle-même, mais de l'abus du mercure. On alla même jusqu'à reconnaître une *maladie mercurielle*.

Ce sont les chirurgiens anglais qui, dans l'expédition de Portugal, firent les premières expériences sur la cure de la syphilis sans mercure. De ce nombre furent MM. FERGUSON et ROSES.

MM. GUTHRIE, DEASE, ARTHUR et GORDON répétèrent ces expériences avec de nouveaux succès.

En 1819, *MM. Francklin et M'Gregor* adressèrent une circulaire aux chirurgiens militaires anglais pour leur faire part de leurs résultats : dix-huit cent soixante-quinze vénériens furent guéris sans l'emploi du mercure.

MM. Richond, Jourdan, Charmeil, Désruelles et Desergie ont entièrement décidé la question. Je ne prétends point me mettre sur la même ligne que ces médecins distingués; je crois cependant pouvoir ajouter à leurs recherches, mes résultats qui, quoique sur une moins grande échelle, peuvent être de quelque utilité. On peut consulter à ce sujet le tableau comparatif qui fait suite à ce mémoire (1), et dont j'ai présenté le résumé dans l'exposé de cet ouvrage.

Je ne puis terminer cette discussion d'une manière plus péremptoire qu'en faisant l'énumération des ravages produits dans l'économie par l'abus du spécifique dont je parle.

Anciennement déjà Fallope et Fernel attribuèrent à ce métal les maladies vénériennes des os; nous venons de voir Sinapius et Ritter en reconnaître les graves inconvéniens.

Les travaux des modernes ont éclairé la question, et ont prouvé que ce médicament entraîne après lui tous les symptômes qu'on attribue à la vérole; ce qui est un argument de plus contre la théorie du

(1) Les faits en médecine doivent être non seulement comptés, mais encore pesés. Ce n'est pas en fermant les yeux qu'on peut découvrir la vérité.

(*Lallement, 3e lettre, Recherches anatomico-pathologiques sur l'encéphale*) virus, et détruit de fond en comble l'infaillibilité prétendue du spécifique.

Le mercure exerce une action nuisible sur toute l'économie : ainsi, il irrite le système nerveux en donnant lieu à des tremblemens, à des paralysies, à l'exaltation des fonctions des sens. On cite, dans les auteurs, un jeune homme auquel le moindre bruit ou le plus léger attouchement produisait l'effet de la commotion électrique. Si on le heurtait même légèrement, il éprouvait, pendant plusieurs secondes, un bouleversement dans ses facultés intellectuelles, avec un sentiment général d'anxiété et de malaise inexprimables.

L'aliénation mentale peut aussi se manifester.

Il entraîne à sa suite des maladies d'articulations, des rhumatismes, des affections du périoste, des os ; l'inflammation des organes de la bouche qui se traduit par des ulcères à la gorge, l'augmentation de volume de la langue au point de sortir de la cavité buccale, de sorte que le sujet est dans l'impossibilité d'avaler, de parler et d'entendre : les gencives deviennent blafardes ; l'haleine exhale une odeur infecte; la salivation est très abondante ; les dents s'ébranlent et tombent; la gangrène s'empare des joues et de la langue; les os du nez, de la mâchoire supérieure sont frappés de mort.

L'inflammation se propage le plus ordinairement aux parties les plus essentielles à la vie, telles que l'estomac, les intestins, les organes de la respiration, de manière à compromettre les jours du malade qui finit par succomber à tous ces désordres.

Voilà le tableau, sans aucune exagération, des effets pernicieux du remède sur l'efficacité duquel on s'est reposé exclusivement depuis trois siècles; ce qu'il y avait de plus désastreux dans son application, c'est que plus les accidens qu'il provoquait étaient graves, plus on mettait d'acharnement à le prescrire pour neutraliser le virus. Combien de reconnaissance ne doit pas l'humanité aux médecins éclairés qui ont détruit de pareils excès? Ce sentiment acquerra encore plus de force, quand on réfléchira que la plus grande sécurité succèdera à ces craintes fanatiques dont s'entourait le formidable virus qui vous destinait à receler, dans vos entrailles, un poison éternel qui devait se perpétuer de génération en génération. Maintenant on doit considérer la syphilis comme une foule d'autres maladies qui n'offrent même pas beaucoup de gravité. Les expériences du siècle sont trop péremptoires pour qu'il reste quelques doutes dans les esprits sur les résultats avantageux des anti-phlogistiques dans la cure de cette maladie. Qu'on visite les hôpitaux actuellement, qu'on les compare à ceux du 18e siècle ou même du commencement du 19e, et on pourra s'assurer de la différence énorme qu'ils présentent relativement à la gravité des symptômes syphilitiques.

On voit très rarement maintenant ces organisations usées par les inflammations viscérales consécutives à l'usage du mercure; on ne retrouve plus ces momies humaines qui traînaient une vie pour ainsi dire illusoire, et qui ne redevenait positive que pour faire éprouver aux patiens les plus affreuses douleurs.

M. Cullerier doit être placé au rang des bienfaiteurs de l'humanité; car c'est lui qui a banni ce système destructeur des anciens qui administraient ce métal jusqu'aux dernières limites de la salivation. Toutefois, ce médecin distingué n'a pas rejeté entièrement son usage, mais il l'a notablement restreint.

Je ne prétends pas non plus lancer l'anathème sur ce spécifique, mais je conclus en disant qu'il faut le prescrire le moins possible, et ne le faire qu'avec les plus grands ménagemens.

FIN.

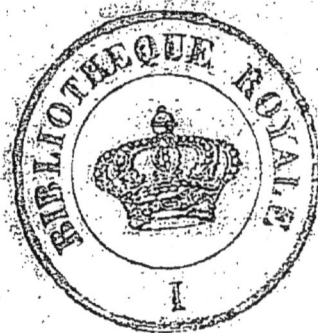

TABLEAU COMPARATIF.

TRAITEMENT PAR LES ANTIPHLOGISTIQUES, Par M. Philippe,	TRAITEMENT PAR LES MERCURIAUX, Par M. Kuttinger,
PENDANT LES MOIS D'OCTOBRE, NOVEMBRE, DÉCEMBRE 1832; JANVIER, FÉVRIER, MARS, AVRIL, MAI ET JUIN 1833.	PENDANT LES MOIS D'OCTOBRE, NOVEMBRE, DÉCEMBRE 1832; JANVIER, FÉVRIER, MARS, AVRIL, MAI ET JUIN 1833.

NOMBRE de MALADES.	GENRE DE MALADIES.	JOURS de TRAITEMENT.	MORTS.	TERMES MOYENS des TRAITEMENS.	NOMBRE de MALADES.	GENRE DE MALADIES.	JOURS de TRAITEMENT.	MORTS.	TERMES MOYENS des TRAITEMENS.
156	Urétrites.	3,599	Néant,	25	53	Urétrites.	1,167	»	50
71	Bubons.	3,412		48	55	Bubons.	3,351	»	61
15	Urétrites et bubons.	698		46 1/5	10	Urétrites et bubons.	655	»	65 1/6
81	Chancres.	2,405		29 2/5	63	Chancres.	2,854	»	45 177
35	Urétrites et chancres.	1,092		31 1/5	22	Urétrites et chancres.	836	»	58
75	Chancres et bubons.	5,556		48 2/5	67	Chancres et bubons.	4,198	»	62 2/5
17	Urétrites, chancres et bubons.	878		61 2/5	12	Urétrites, chancres et bubons.	880	»	46 2/5
19	Orchites.	650		34 1/6	11	Orchites.	577	»	34 1/4
25	Urétrites, orchites.	727		29	10	Urétrites, orchites.	260	»	26
11	Urétrites, bubons et orchites.	355		32 1/4	4	Urétrites, chancres et orchites.	163	»	40 3/4
5	Chancres et orchites.	222		44	4	Végétations.	110	»	27 1/2
1	Urétrites, chancres et orchites.	51		»	5	Chancres et orchites.	189	»	62
18	Végétations.	475		26 1/5	21	Urétrites, bubons et orchites.	780	»	37 1/2
5	Urétrites et végétations.	208		41 3/5	5	Urétrites et végétations.	130	»	43 1/3
3	Bubons et végétations.	96		31 2/3	7	Bubons et végétations.	204	»	29
3	Chancres et végétations.	90		16 1/2	4	Chancres et végétations.	171	»	42 3/4
8	Phimosis.	261		32 1/2	4	Phimosis.	128	»	57
10	Urétrites et phimosis.	270		27 1/5	1	Urétrites et phimosis.	61	»	»
5	Bubons et phimosis.	166		52 2/5	5	Bubons et phimosis.	150	»	50
5	Chancres et phimosis.	106		35 1/3	2	Chancres et phimosis.	94	»	47
4	Urétrites, chancre et phimosis.	113		27 1/2	6	Urétrites, chancres et phimosis.	255	»	44 1/5
6	Paraphimosis.	155		24	3	Paraphimosis.	141	»	47
5	Urétrites et paraphimosis.	245		49 2/5	5	Urétrites et paraphimosis.	129	»	43
4	Chancres et paraphimosis.	168		42	4	Chancres et paraphimosis.	218	»	54 1/2
					6	Pustules.	375	»	62 1/2
					2	Allago hydeargires.	90	»	36
560		19,737	»	35 1/4	363		17,041	5	52
75	Récidives.				115	Récidives.			

Ainsi que dans les 15 mois qui renferment les récidives.

Le présent Tableau certifié véritable d'après les cahiers de la pharmacie déposés dans les archives dudit hôpital.

Bordeaux, le 20 Mars 1834.

Le Chirurgien en chef,
PHILIPPE.

Vu par nous Sous-Intendant militaire, ayant la police de l'Hôpital militaire de Bordeaux,
LARREGUY.

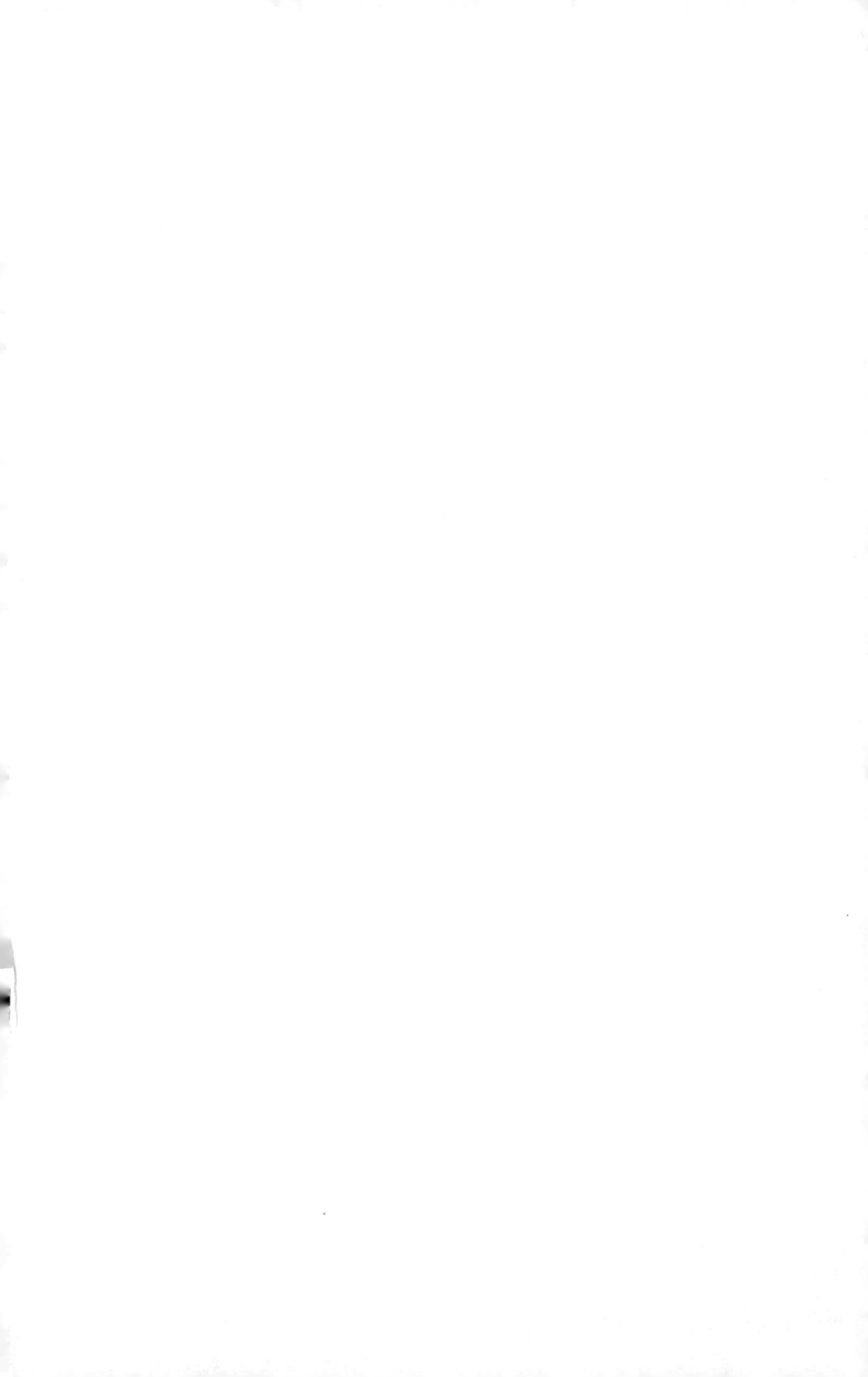